Maria Angélica De La Cruz Ruiz

Cuidado humanizado de enfermería según la teoría de Jean Watson

Maria Angélica De La Cruz Ruiz

Cuidado humanizado de enfermería según la teoría de Jean Watson

Cuidado Humanizado

Editorial Académica Española

Imprint

Any brand names and product names mentioned in this book are subject to trademark, brand or patent protection and are trademarks or registered trademarks of their respective holders. The use of brand names, product names, common names, trade names, product descriptions etc. even without a particular marking in this work is in no way to be construed to mean that such names may be regarded as unrestricted in respect of trademark and brand protection legislation and could thus be used by anyone.

Cover image: www.ingimage.com

Publisher:
Editorial Académica Española
is a trademark of
Dodo Books Indian Ocean Ltd. and OmniScriptum S.R.L publishing group

120 High Road, East Finchley, London, N2 9ED, United Kingdom
Str. Armeneasca 28/1, office 1, Chisinau MD-2012, Republic of Moldova, Europe
Printed at: see last page
ISBN: 978-3-330-09475-8

I.   INTRODUCCIÓN

1.1 REALIDAD PROBLEMÁTICA

La humanización es un tema de importancia para las personas que trabajan en el área de la salud, porque el objeto principal es el ser humano con todas sus necesidades como son ayuda para lograr la adaptación, compañía, explicaciones acerca de su situación de salud, incertidumbre por el futuro, por tanto el objetivo como profesionales de la salud es humanizar el trabajo fundamentado en el reconocimiento de la dignidad intrínseca del paciente, de tal manera que él sienta que es el centro de la atención, valorado como persona con todos sus derechos.[1]

Así mismo la Organización Mundial de la Salud (OMS), ha motivado la promulgación de la política de formación integral para el desarrollo humano de los profesionales de la salud, en búsqueda de la protección de los derechos de las personas, a partir del lema: " Trato humanizado a la persona sana y enferma" ; este organismo enfatiza que la Humanización : "Es un proceso de comunicación y apoyo mutuo entre las personas, encausada hacia la transformación y comprensión del espíritu esencial de la vida" .[2]

Por todo ello el cuidado es la esencia de la profesión de enfermería, el cual se puede definir como: una actividad que requiere de un valor personal y profesional encaminado a la conservación, restablecimiento y autocuidado de la vida que se fundamenta en la relación terapéutica enfermera - paciente. De tal forma que el profesional de enfermería tiene el compromiso científico, filosófico y moral, hacia la protección de la dignidad y la conservación de la vida, mediante un cuidado humanizado, en los pacientes.[3]

El cuidado humanizado de enfermería es necesario en la práctica clínica-profesional, el cual permite mejorar el cuidado que se brinda al paciente con el fin de propiciar su calidad de vida.

Por ello estudios de investigación como, Espinoza L, Huerta K, Pantoja J, Velásquez W, Cubas D, Ramos A[4], en Perú 2010, definen al cuidado humanizado como el conocimiento científico, la capacidad técnica y la relación terapéutica que el enfermero establece con el paciente, y supone acoger al otro de una manera cálida sin dejar de ser uno mismo, despojándose de todos los factores externos que en algún momento puedan afectar la atención comprometida y de óptima calidad que implica el cuidado humanizado.

Todo planteado anteriormente lo sustenta, la Teoría Del Cuidado Humanizado De Jean Watson, pionera en sus definiciones y la esencia que fundamenta el cuidado humanizado, el cual ha servido de inspiración a muchos autores que han visto la necesidad de integrar sus preceptos teóricos en las diferentes esferas del quehacer enfermero, gestión, asistencia, formación, docencia e investigación. Por ello la autora se basa en el cuidado transpersonal, "una clase especial de cuidado humano que depende del compromiso moral de la enfermera, de proteger y realzar la dignidad humana", lo que permitirá explorar e investigar el cuidado humanizado que brinda el profesional de enfermería.[5]

Ante esta conceptualización del cuidado, arte esencial de Enfermería, Pichardo A, Zúñiga M, en su investigación Aspectos Esenciales Del Pensamiento De Jean Watson y Su Teoría De Cuidados Transpersonales, Ciencia y enfermería: 2013 y Urra E, Jana A, García M[6-7] ,en el año 2011, mencionan en relación a la teoría del cuidado humanizado que el cuidar es el acto más primitivo que un ser humano realiza para efectivamente llegar a ser, este ser, un ser en relación a otro que lo invoca, en una fundamentación de ética y filosófica. Ello representa una guía iluminadora y el apoyo a la práctica por su beneficio en cultivar una conciencia de cuidados, y el establecimiento de una relación terapéutica fuerte y sostenible; por lo que el cuidado representa el quehacer de enfermería, basado en valores humanísticos con el fin de satisfacer las necesidades de los pacientes y mejorar su calidad de vida.

Según Jean Watson citado por Caro S[8], en el año 2009, enmarca su teoría en un pensamiento de transformación "considerando que un fenómeno es único en su interacción recíproca y presente en el mundo que le rodea". Por ende su teoría representa un compromiso profesional, factor motivador esencial en el proceso de cuidado; a través de normas éticas, basado en un enfoque humanista.

En la Revista de Investigación Escuela de Enfermería, Colombia, 2011, Torres C, Buitrago M [9]: refiere que en enfermería lo primordial es valorar las necesidades de los pacientes con el fin de satisfacerlas con las intervenciones y actividades de enfermería. Siendo prioritaria la participación del usuario en la evaluación y mejoramiento de la calidad. Según lo anterior la satisfacción percibida por el paciente es un producto de la atención hospitalaria y un elemento fundamental como indicador válido de la calidad de los cuidados que se prestan a través de un cuidado humanizado.

Ante esta realidad problemática, se ha podido observar que en el Hospital Daniel Alcides Carrión), el profesional de enfermería que labora en los servicios de Hospitalización en relación a los cuidados, refiere: "tengo mucho trabajo, no es un solo paciente, "el factor tiempo", "falta personal, somos muy pocos", "dile que ya vas a atenderlo, que espere un momento...., deficiencias en la relación enfermera-paciente". Por todo ello los Licenciados de enfermería necesitan valorar el cuidado que brindan a los pacientes hospitalizados, teniendo como base la teoría de Jean Watson basado en valores humanísticos, permitiendo fortalecer el cuidado en las instituciones asistenciales; para restaurar su arte cuidando-sanando, que constituye la base de la acción de Enfermería.

- **Guzmán S. El Cuidado Humano En La Formación Del Estudiante De Enfermería Según La Teoría De Jean Watson. Perú: Chiclayo; 2011,** El presente trabajo tiene como finalidad dar a conocer a los diferentes integrantes del equipo de salud algunos elementos relacionados con el cuidado humano, haciendo una revisión bibliográfica de los principales estudiosos del tema tales como: Watson, Waldow, Boff, Mayeroff. Refiere como resultado que En la formación de las estudiantes de Enfermería de la Universidad Católica Santo Toribio de Mogrovejo se identifica y direcciona el cuidado humano, tanto por los docentes como los estudiantes, así mismo se evidencia en la práctica de los factores de cuidado humanizado propuestos por Jean Watson en los escenarios de aulas y campos de práctica clínica, pero igualmente existe una indisponibilidad y auto exigencia para el fortalecimiento del cuidado humano[10].

- **Espinoza L, Huerta K, Pantoja J, Velásquez W, Cubas D, Ramos A, en su investigación El cuidado humanizado y la percepción del paciente en el Hospital Es Salud. Perú; 2010.** Estudio descriptiva tipo transversal se realizó una encuesta a 65 pacientes de ambos sexos, con un tiempo mayor de 24 horas de hospitalización en los servicios de medicina, obstetricia y cirugía. Los resultados fueron que algunas veces se percibe el paciente en un 44% de apoyo en el cuidado, un 47,7% de apoyo emocional, un 35,4% de apoyo físico, un 32,2% de cualidades de enfermería, un 30,8% de proactividad, un 52,3% de empatía y un 55,4% de disponibilidad en el cuidado. Un 36,9% nunca percibió una priorización en su cuidado. Se concluye, pues, que existe una baja percepción del cuidado humanizado por parte del profesional de enfermería hacia los pacientes, lo que evidencia una atención de baja calidad.[4]

- En otra investigación propuesta por **Romero L. Percepción del paciente acerca de la calidad de atención que brinda la enfermera en el servicio de medicina en el Hospital Nacional Daniel Alcides Carrión.**

Perú; 2008. Refiere determinar el cuidado humanizado de enfermería, enfocado en la teoría Filosofía y Ciencia del Cuidado de Jean Watson, otorgado al paciente en tratamiento de quimioterapia, en su dimensión: Cuidado Transpersonal. Los resultados se encuentran relacionados en las categorías casi-siempre y casi-nunca para los indicadores estudiados: Formación de un sistema humanístico-altruista de valores, Inculcación de la Fe- esperanza, Relación de ayuda- confianza, promoción de la enseñanza-aprendizaje y provisión de un entorno de apoyo-protección. [11]

- **Barriedo V. Atributos del Cuidado Humanizado de Enfermería Personal Asistencial; Agencia Sanitaria Pública Hospital de Poniente: España; 2013.** Tiene como objetivo Determinar los atributos de un cuidado humanizado y su interrelación con las características del personal asistencial, así como la influencia que estos tienen en el ámbito institucional donde se desempeñan. El estudio descriptivo- observacional correlacional, con una muestra de 98 profesionales asistenciales. Se utilizaron dos instrumentos, uno para variables biosociodemográficos y el *Nyberg Caring Assessment*.

Los resultados muestran: Los atributos del cuidado humanizado en ambos grupos son satisfactorios y congruentes con la filosofía de Jean Watson, encontrándose todos los atributos del cuidado humanizado de enfermería a excepción de NY4(comunica a otros una actitud de ayuda y confianza, NY16(deja tiempo para las necesidades personales y de crecimiento),NY17(se permite tiempo para las oportunidades de cuidado) y NY20(cree que otros tienen un potencial que puede lograrse), atributos que menos se encuentran en los profesionales asistenciales haciendo referencia a la comunicación y a las necesidades de crecimiento personal y autocuidado, que está determinada por la visión biomédica en los servicios sanitarios, que no permiten que el cuidado humanizado sea visible en los cuidados enfermeros(as) otorgados[12].

- **Poblete M, Valenzuela S, Merino J. Validación de dos escalas utilizadas en la medición del cuidado humano transpersonal basadas**

en la Teoría de Jean Watson. Colombia; 2012. *Cuyo objetivo* era evaluar la influencia institucional en la percepción de autoeficacia para otorgar un cuidado transpersonal en grupos de enfermeras académicas y asistenciales chilenas. En este se miden esencialmente los atributos del cuidado basándose también en la filosofía de la Teoría Transpersonal del Cuidado Humano. En los resultados del NCA en su mayoría los ítems presentan promedios sobre 4 puntos confirmando que para las enfermeras adquiere importancia realizar un cuidado humanizado, es decir, centrado en la persona.

En este instrumento los ítems que presentan promedios más bajos muestran que las enfermeras reconocen que tienen dificultad para superar las normas institucionales y establecer relaciones interpersonales, aspectos observados por otros investigadores, en los que las enfermeras muestran priorizar más los elementos técnicos y normativos que la relación con el usuario. Por último, reconocen las dificultades para auto cuidarse, siendo el cuidado de uno mismo considerado un prerrequisito para el cuidado de los demás. Teniendo como conclusión: la validación de estas escalas es un aporte al cuidado humano transpersonal, para conocer el significado que las enfermeras le otorgan, y cuán eficaces se sienten, así como remediar aspectos deficitarios en la enseñanza y práctica del cuidado. [13]

• **Poblete M, Cuidado Humanizado: Percepción De Autoeficacia Enfermeras Académicas Y Asistenciales: Universidad De Concepción Dirección De Postgrado Programa Doctorado En Enfermería. Chile; 2009.** Investigación observacional. El objetivo fue determinar percepción de autoeficacia para efectuar cuidado humanizado y la influencia del ámbito institucional donde se desempeñan.

El estudio se apoyó en un marco teórico disciplinario basado en la visión filosófica y ótica del cuidado humano de Jane Watson (1985), utilizando instrumentos basados en su "Teoría Transpersonal del Cuidado Humano". La muestra definitiva estuvo conformada por un total de 360 enfermeras,

99 de académicas de diversas universidades (27,5%) y 261 de enfermeras asistenciales, (72,5%).

El instrumento utilizado para validar por convergencia Caring Efficacy Scale fue el Nyberg´s Caring Assessment (NAC) desarrollado por Jan Nyberg en el año 1990 durante su estudio doctoral en la Universidad de Colorado. En éste se miden esencialmente los "atributos del cuidado", basándose en la Filosofía de Watson.

Los ítems presentan promedios altos y correlación significativa entre ellos. El puntaje máximo es 5 y mínimo 1, la mayoría de los ítems tienen promedios sobre 4. Se puede resumir que los resultados de percepción de autoeficacia respecto al cuidado humanizado en ambos grupos son satisfactorios y congruentes con la filosofía de Watson, encontrándose solo una percepción de autoeficacia disminuida en relación a la comunicación personal con el usuario, en las enfermeras asistenciales, lo que debe ser considerado como el único efecto del sistema institucional hospitalario [14].

- **Juárez C, Sate M, Villarreal P. Cuidados humanizados que brindan las enfermeras a los pacientes en el Servicio de Unidad de Terapia Intensiva; 2009.** El presente informe se llevó a cabo a través de un diseño descriptivo y transversal. Su objetivo es conocer "Los cuidados humanizados que brinda enfermería a los pacientes en el servicio de unidad de terapia intensiva del hospital Infantil Municipal de Córdoba, durante los meses de junio a diciembre de 2009".

La variable "Cuidados humanizados que brinda enfermería" fue estudiada en las siguientes dimensiones e indicadores: Interacción enfermera-paciente, Apoyo emocional, Apoyo físico, Atención anticipada, Priorización del cuidado y Disponibilidad para la atención.

Resultados: De acuerdo a la dimensión Interacción enfermera.-paciente: Relación cercana al paciente, según opinión de enfermeros que trabajan en UTI, refieren que 78 % de enfermeras SI aplican una relación cercana con el paciente, mientras que un 22% NO lo realizan. Por último refieren, que el grupo de estudio en general, manifiesta que existe presencia de cuidados humanizados durante la interacción enfermera - paciente. Las categorías con mayor frecuencia son: interés por lo que siente el paciente, disponibilidad para acercarse al mismo e interés por conocer sus preferencias; y trato respetuoso al paciente como individuo, con menor frecuencia son: relación cercana al paciente[15].

Rivera L, .Álvaro T. Cuidado Humanizado De Enfermería: Visibilizando La Teoría Y La Investigación En La Práctica, En La Clínica Del Country. Bogotá: Colombia; 2007. El surgimiento de la investigación partió de la necesidad del departamento de Enfermería, de conocer bajo el rigor de la investigación, la percepción de los usuarios acerca del cuidado brindado por enfermería.

El cuidado humanizado de Enfermería percibido por los pacientes hospitalizados en la Clínica del Country, acorde con las Categorías de Cuidado percibidas en mayor medida, mostró: priorizan a la persona 89,5%, Cualidades de la enfermera(o) 89,4%, Características de la enfermera(o) 89,8%, Sentimientos del paciente 87,6%. Y las Categorías de cuidado percibidas en menor medida por el usuario fueron: empatía 77,7%, Apoyo emocional 79,6%, Pro actividad 80,5% y Disponibilidad para la atención 85,4%. Las conclusiones del trabajo de investigación refieren: La teoría del Cuidado Humano de Jean Watson facilita y guía un cuidado humanizado de enfermería. De igual forma, contribuyó al desarrollo del trabajo "Percepción de Comportamientos de Cuidado Humanizado de Enfermería, en la Clínica del Country[16].

• Escobar D, Lorenzini A. El Poder DEL Cuidado Humano Amoroso en la Enfermería, Venezuela. Rev Latinoamericana Enfermagem, 2007; 15(4), Este estudio tuvo como objetivo desarrollar una aproximación sobre el poder del cuidado humano en la concepción de Enfermería a través de la construcción de una estructura teórica, apoyada en las teorías del poder de Parker, de cuidado humano de Paterson y Zderad, *Watson* y la concepción del amor de Larrañaga. Teniendo como resultados en las categorías de Las perspectivas del poder del cuidado humano, en donde los componentes del amor están presentes: las informantes, enfermeras (os) asocian el poder con el cargo pero no con el cuidado que proporcionan. De manera muy débil tres de las nueves enfermeras muy tímidamente asocian el poder con el servicio a los demás. Creemos que de manera inconsciente la enfermera práctica e identifica la dimensión técnica del cuidado, y en menor grado la dimensión afectiva, ética y estética, pero disociada éste del conocimiento consciente del inmenso poder que emana de la práctica del cuidado humano[17].

1.3 TEORÍA RELACIONADA AL TEMA

La teoría de Jean Watson es la esencia de la investigación relacionada con el cuidado humanizado que brinda el profesional de enfermería, por ello es necesario estudiar el modelo de cuidado de la teórica.

Margaret Jean Harman Watson, Nació en West Virginia (E.E.U.U.) de Norteamérica en 1940 en la pequeña ciudad de Welch. Más adelante a la escuela de enfermería Lewis Gale en Roanoke Virginia, donde terminó sus estudios de pregrado en 1961.Doctorada como consejera y psicología de la educación en 1973. Watson reconoce la labor de Leininger, Gadow y Peplau como base de su propio trabajo.[18]

La Teoría del Cuidado Humano se basa en la armonía entre mente, cuerpo y alma, a través de una relación de ayuda y confianza entre la persona cuidada y el cuidador. Su teoría tiene un enfoque filosófico (existencial-fenomenológico), con base espiritual, cuidado como un ideal moral, y ético de la enfermería.

La Filosofía De Jean Watson sostiene que el Cuidado Humano comprende; un Compromiso Moral (Proteger y realzar la dignidad humana; Va más allá de una evaluación médica), la Experiencia, Percepción y La Conexión: (Mostrando interés profundo a la persona).

El cuidado humanizado requiere de un compromiso moral por parte de los profesionales de salud, el cual requiere cada individuo, sea sano o enfermero, para mejorar su calidad de vida, inmergido la educación en cada cuidado brindado, y de esta manera elevar la percepción de los pacientes en relación al cuidado humanizado.

Los Meta paradigmas según Jean Watson se enfoca en 4 ámbitos esenciales que sintetiza su teoría, mencionados a continuación. *Salud*: La armonía entre cuerpo, alma y espíritu. Asociada con el grado de coherencia entre el yo percibido y el yo experimentado.

Persona: Con la capacidad y el poder para participar en la planeación y ejecución de su cuidado. En la Teoría de Jean Watson se considera a la persona como "un ser en el mundo", considerando 3 esferas; alma, cuerpo, y espíritu. Por ello La persona se esfuerza en actualizar la relación entre estas tres esferas para conseguir la armonía, el cual debe ser tomado en cuenta por parte del profesional de enfermería.

Entorno: Espacio de curación. Es la realidad objetiva y externa además del marco de referencia subjetivo del individuo.

Enfermería: Es un arte cuando la enfermera comprende los sentimientos del otro. Ayudando a las personas a alcanzar un mayor grado de armonía entre mente, el cuerpo y el alma, lo que hace que tengan lugar procesos de autoconocimiento, respeto propio, auto-curativos y de atención a uno mismo a la vez que aumenta la diversidad, que es el objetivo de la aplicación de los diez factores de cuidado que sustenta la teoría de Jean Watson. [19]

La Visión de la Filosofía y Teoría De Jean Watson se basa en la construcción de siete supuestos y diez factores de cuidados o factores caritativos de cuidados (FC), mencionados a continuación:

Supuestos De Jean Watson:

1: *El cuidado sólo puede ser demostrado y practicado efectivamente en una relación interpersonal (enfermera- paciente).* 2: Sin una relación interpersonal enfermera- paciente es imposible brindar un cuidado holístico, teniendo la necesidad de ser percibido por parte de cada paciente. 3: *El cuidado que brinda el profesional de enfermería, está condicionado a factores de cuidado, destinados a satisfacer necesidades de cada paciente.* 4: *El cuidado efectivo del profesional de enfermería promueve la salud del paciente, crecimiento personal y familiar.* 5: *Un ambiente de cuidado es aquel que promueve el desarrollo del potencial que permite al paciente elegir la mejor opción, en un momento preciso.6: La ciencia del cuidado es complementaria de la ciencia curativa. El cuidado no es sólo curar o medicar, es integrar el conocimiento biomédico o biofísico con el comportamiento humano para generar, promover, o recuperar la salud. 7: La práctica del cuidado es central en el profesional de enfermería.*

Los Factores de Cuidado (FC) que después Watson denomina Proceso Caritas de Cuidados (PCC) se orienta hacia la satisfacción de necesidades, relación enfermera-paciente, valores holísticos y aspectos espirituales.

1: "Formación humanista-altruista en un sistema de valores", se convierte luego en la "práctica de amorosa bondad y ecuanimidad en el contexto de un cuidado consciente". Por ello Jean Watson asume que el "día a día" de la práctica profesional requiere que la enfermera(o) evolucione en su desarrollo moral, acercándose a la reflexión, ya que es la única forma de comprender los sistemas morales ajenos hacia el profesional de enfermería. Jean Watson menciona la importancia de brindar un cuidado humanizado a través de valores de respeto, bondad, el cual conlleve a una reflexión de día a día de los cuidados brindados, ya que es la única forma mejorar la calidad de vida de los individuos.2: "Incorporación de la fe- esperanza", se convierte luego en un "Ser auténticamente presente y permitir y mantener el sistema de creencias profundas y subjetivas del individuo, compatible con su libertad. Este individuo libre, con creencias propias, es un ser para el cuidado". Este factor del cuidado habla de la importancia de la fe y la esperanza para el cuidado y la sanación. Así mismo hacia el mantenimiento de las creencias, el cual propicia en el paciente su libertad en sus propias decisiones, de acuerdo a su salud.

3: "El cultivo de la sensibilidad hacia uno mismo y hacia los otros" será redactado como "El cultivo libre de las propias prácticas espirituales y transpersonales, que vaya más allá del ego y la apertura a los demás con sensibilidad y compasión". Para Jean Watson el ser humano es en primer lugar un ser sintiente, el cual permite al profesional de enfermería la construcción de una sensibilidad enmarcada hacia el bienestar del paciente, al brindar un cuidado humanizado.

4: "El desarrollo de una relación de ayuda y confianza", el cual se convierte en el "Desarrollo y mantenimiento de una auténtica relación de cuidado, a través de una relación de confianza". Según el factor de cuidado esta relación de confianza se encuentra relacionada con la promoción y aceptación de sentimientos positivos y negativos. Para esto es necesario la sensibilidad, la apertura y el altruismo, pero también la congruencia, que tiene que ver con la honestidad, con la percepción de realidad y con el apego a la verdad.

5: "La aceptación de expresiones de sentimientos positivos y negativos", Watson la enuncia más tarde como un "estar presente y constituirse en apoyador de la expresión de los sentimientos positivos y negativos en una conexión con la espiritualidad más profunda del ser que se cuida". Las emociones juegan un rol importante en la conducta humana y para Jean Watson son "una ventana por la cual se visualiza el alma", y de esta manera optimizar la salud del paciente.

6: "El uso sistemático de una resolución creativa de problemas del proceso asistencial", se convierte en: "el uso creativo de uno mismo, como partícipe en el arte de cuidar y de todas las maneras de conocer como parte del proceso asistencial". Jean Watson hace hincapié que la sistematización excesiva de normativas, impiden el desarrollo creativo de la profesión. El no delimitar el campo propio de realización del profesional de enfermería y representar a un campo biomédico, impiden la autonomía y la creatividad en la parte clínica.

7: "La promoción de una enseñanza-aprendizaje interpersonal". Deriva luego a: "Participar de una verdadera enseñanza-aprendizaje que atienda a la unidad del ser y de su sentido y que trate de mantenerse en el marco referencial del otro". Este factor de cuidado es el que más ayuda al paciente a ser partícipe activo del estado de su propia salud y a tomar las decisiones para mantenerla, recuperarla, mejorarla, o en otros casos prepararse para nuevos eventos.

8: "La creación de un entorno protector y/o correctivo para el medio físico, mental, espiritual y sociocultural" se convierte en la: "creación de un medio ambiente de cuidado en todos los niveles (físico, no físico, ambiental de energía y de conciencia) ya sea el todo, belleza, confort, dignidad y paz". Jean Watson divide este ambiente en externo e interno de cada paciente, los cuales se relacionan entre sí.

9: "La asistencia con la gratificación de necesidades humanas". Las que posteriormente llama: La asistencia en necesidades básicas, con un cuidado consciente e intencional que incluye el espíritu de cada paciente, honrando la armonía del individuo. El cual permitirá mejorar la calidad de vida de los pacientes, a través de una dimensión más profunda con el fin de satisfacer las necesidades esenciales del individuo.

10: "El reconocimiento de fuerzas fenomenológicas y existenciales". Este último factor de cuidado es el método para lograr trabajar en la satisfacción de ellas: la fenomenología, concepto que Watson se refiere al énfasis en la comprensión de las individuos de cómo Los sucesos aparecen ante ellos. Es una descripción de datos que aparecen en una situación dada y ayuda a entender el fenómeno en cuestión. . Esta orientación es importante para el profesional de enfermería, ya que permite conciliar la incongruencia de los diferentes puntos de vista de la persona, en forma holística; al mismo tiempo, atender sus necesidades de una manera jerárquica[7].

MARCO TEÓRICO

CUIDADO HUMANIZADO SEGÚN LA TEORÍA DE JEAN WATSON

CUIDADO:

Representa un acto de vida, reuniendo las capacidades del ser humano en su cotidianidad, en el proceso de vida-muerte, en estado de salud o enfermedad, teniendo en cuenta sus costumbres, con el objetivo de lograr el desarrollo de su capacidad de vivir o de compensar y suplir la alteración de sus funciones bio-sociales. Implica acercarse al otro con una actitud ética de apertura, de sensibilidad y de responsabilidad ante las experiencias propias y de los otros y así orientar la aplicación de sus conocimientos y habilidades.[20]

El cuidado profesional es asumir una respuesta meditada que envuelve un poder espiritual de afectividad. El cuidado profesional es desarrollado por profesionales de enfermería con conocimientos científicos en el área de la salud, dotados de habilidades técnicas que auxilian a individuos, familias y comunidades a mejorar o recuperar la salud.[21]

COMPONENTES DEL CUIDADO:

<u>Conocimiento:</u> Para cuidar de una persona se necesita conocer su entorno y sus necesidades. Necesito conocer, por ejemplo, quién es el otro, cuáles son sus poderes y limitaciones, cuáles sus necesidades, y lo que conduce a su crecimiento; preciso saber cómo responder a sus necesidades, y cuáles son mis propios poderes y limitaciones.

<u>Paciencia:</u> La paciencia es un componente importante del cuidado: yo dejo al otro crecer en su propio tiempo y de su propia manera. Con paciencia, yo doy tiempo y por lo tanto posibilito al otro encontrarse a sí mismo en su propio tiempo. La paciencia incluye la tolerancia. La tolerancia expresa mi respeto por el crecimiento de cada persona.

<u>*Sinceridad:*</u> En el cuidado soy sincero al intentar ser verdadero. Al cuidar de otro, debo ver al otro como él es y no como a mí me gustaría que fuese, o como siento que debe ser. Si voy a ayudar a otro a crecer, debo corresponder a sus necesidades de cambio. Pero además de ver al otro como él es, debo también verme a mí como yo soy.

<u>Confianza:</u> El cuidado implica confiar en el crecimiento de cada persona en el tiempo determinado. Confiar en el otro es dejarlo en libertad; esto incluye un elemento de riesgo y un salto a lo desconocido, y ambos exigen coraje.

<u>Esperanza:</u> Existe la esperanza de que el otro crezca a través del cuidado brindado. Tal esperanza es una expresión de plenitud del presente, un presente vivo con una sensación de posibilidades.[22]

CUIDADO HUMANIZADO:

El humanismo, como una época en la que "el hombre se convirtió en un individuo espiritual y se reconoció como tal, haciéndose creador de su propia vida. Se enfoca la atención al ser humano, con valores, con ciertas necesidades, como centro de la vida.

Humanizar, enfocado al mundo sanitario, se refiere al profesional de enfermería en todo lo que realiza para promover y proteger la salud, curar la enfermedad y garantizar el ambiente que favorezca una vida sana y armoniosa en los ámbitos físicos, emotivo, social y espiritual. Algunos de los elementos que permiten humanizar los cuidados se enfocan hacia el desarrollo de un proceso de cuidado familiar, continuo, generador de vida, seguro para el paciente, culturalmente aceptable, con aplicación de tecnología, con toque humano y fundamentalmente centrado en la persona. El cuidado humano implica valores, deseo y compromiso de cuidar, conocimiento, acciones de cuidar y consecuencias. Se debe saber quién es el otro, sus necesidades, limitaciones y fortalezas, que conducen a su crecimiento. [23]

VISIÓN HUMANISTA DEL CUIDADO DE ENFERMERÍA

Los pacientes requieren de cuidados holísticos que promuevan el humanismo, la salud y la calidad de vida. El cuidado de los pacientes es un fenómeno social universal que sólo resulta efectivo si se practica en forma interpersonal (enfermera-paciente). Por esta razón el trabajo de Jean Watson contribuye a la sensibilización de los profesionales, hacia aspectos más humanos, que contribuyan a mejorar la calidad de atención.[24]

El cuidado es la esencia de Enfermería, constituidos por acciones transpersonales e intersubjetivas para proteger, mejorar y preservar la humanidad, ayudando así a la persona a hallar un significado a la enfermedad, sufrimiento, dolor y existencia y ayudar a otro a adquirir autocontrol, autoconocimiento y auto curación[25].

Visión humanista del cuidado de enfermería: Jean Watson, **refiere que el cuidado es para la enfermería su razón moral, no un procedimiento o una** *acción, el cuidar es un proceso interconectado, intersubjetivo, de sensaciones compartidas entre la enfermera y paciente.*

La teoría de Jean Watson, permite plantear una filosofía de cuidados, un lenguaje teórico propio y una relación entre teoría-práctica, llamada a ayudar al paciente a aumentar su armonía entre mente, cuerpo y alma, para generar procesos de conocimiento de sí mismo. La visión humanista del cuidado de Jean Watson, es importante por cuanto cambia la visión de los cuidados de Enfermería en los sistemas hospitalarios, el cuidado debe adquirir una dimensión profunda más que una simple técnica, de planificar una atención, de recibir un turno o la de una educación rutinaria; es estar ahí con el otro, compartiendo sus sentimientos y sus emociones. Ello permitirá al profesional de enfermería mejorar la relación enfermera paciente que contribuyan a la rehabilitación del paciente.[19]

Conceptos De La Teoría Del Cuidado Humanizado

- <u>Interacción Enfermera- Paciente:</u> El ideal moral de enfermería es la protección, mejora y preservación de la dignidad humana. El cuidado humano involucra valores, voluntad y un compromiso para cuidar, conocimiento, acciones de cuidado y consecuencias. Al ser considerado el cuidado como intersubjetivo, responde a procesos de salud-enfermedad, interacción persona-medio ambiente, conocimientos de los procesos de cuidado de enfermería, autoconocimiento, conocimiento del poder de sí mismo y limitaciones en la relación de cuidado. Jean Watson conceptualiza el cuidado como un proceso interpersonal, entre dos seres, con dimensión transpersonal (enfermera-paciente).

- <u>Campo Fenomenológico:</u> El cuidado inicia cuando la enfermera entra en el campo fenomenológico del paciente (marco de referencia de la persona, realidad subjetiva compuesta en su totalidad por la experiencia humana) y responde a la condición del ser del paciente (espíritu, alma) de la misma manera que el paciente expone sus sentimientos subjetivos.[26]

RELACIÓN DE CUIDADO TRANSPERSONAL:

El cuidado transpersonal es una unión espiritual entre dos personas que trascienden "persona, tiempo, espacio e historia de vida de cada uno". Ésta trascendencia permite a ambos el paciente y el profesional de enfermería entrar en el campo fenomenológico del otro.

Para Watson (1999), la relación de cuidado transpersonal se caracteriza por el compromiso moral de la enfermera de proteger y realzar la dignidad humana así como el más profundo/más alto Yo, El conocimiento del cuidado de la enfermera transmitido para conservar y honrar el espíritu incorporado. El objetivo de una relación transpersonal de cuidado corresponde a proteger, realzar, y conservar la dignidad de la persona, la humanidad, la integridad y la armonía interior. [19]

"Escala en la medición Del Cuidado Humano Transpersonal basado en la Teoría de Jean Watson", el cual presentan 6 dimensiones.

FACTOR 1: Satisfacer las necesidades.

Las necesidades humanas están estratificadas. De acuerdo a Watson, el primer nivel está representado por las necesidades de supervivencia o necesidades biofísicas, por ejemplo: nutrición, eliminación y ventilación. En el segundo nivel se ubican las necesidades funcionales o psicofísicas como reposo- actividad, y las sexuales. En un tercer nivel, las integrativas o necesidades psicosociales, de pertenencia y logros. En el nivel más elevado se ubican las necesidades intra/interpersonales; la necesidad de realización del sí mismo, tendientes a la búsqueda de crecimiento personal. Watson acota que los factores socioculturales afectan todas las necesidades en todos los niveles. El brindar cuidados es, por tanto, el trabajo profesional destinado a la satisfacción de necesidades humanas en el ámbito de la salud de un individuo, comunidad o población, como también integrativo y holístico, porque abarca los diferentes estratos de necesidades[19].

FACTOR 2: Habilidades, técnicas de la enfermera.

El cuidado como práctica asistencial incluye la ejecución de procedimientos técnicos y el dar apoyo al cliente en su integralidad como ser complejo, orientado por los diez factores de cuidado de Watson. Se sustenta por la sistematización de la asistencia o proceso de enfermería bajo la responsabilidad del enfermero[27].

FACTOR 3: Relación enfermera-paciente.

La comunicación representa una necesidad del paciente y de la familia, al mismo tiempo permite al paciente conocer su estado de salud y estar actualizado respecto a su enfermedad. Para conseguir una buena relación es necesario que la enfermera involucre su propia experiencia, para ayudarle a transformarse en una persona genuina dentro de la interacción, y pueda ser percibida por el paciente como un profesional totalmente involucrado. Así mismo para el Desarrollo y mantenimiento de una auténtica relación de cuidado, Watson refiere que es posible a través de una relación de confianza". Una relación de cuidado depende de los factores de cuidados enunciados anteriormente. Esta relación de confianza va unida con la promoción y aceptación de sentimientos positivos y negativos. Para esto es necesario la sensibilidad, la apertura y el altruismo, pero también la congruencia, que tiene que ver con la honestidad, con la percepción de realidad y con el apego a la verdad.

FACTOR 4: Autocuidado de la profesional.

El cuidado profesional es la esencia de la Enfermería, y comprende acciones desarrolladas de acuerdo común entre dos personas, la que cuida y la que es cuidada. El conocimiento complejo exige de nosotros que nos coloquemos en la situación, nos comprendamos en la comprensión y nos conozcamos al conocernos. El despertar para el autoconocimiento y el cuidar de sí es parte del proceso de aprender a cuidar. Cuidado profesional es el cuidado desarrollado por profesionales con conocimientos científicos en el área de la salud, dotados de habilidades técnicas que auxilian individuos, familias y comunidades a mejorar o recuperar la salud[28].

FACTOR 5: Aspectos espirituales del cuidado enfermero.

En esencia la espiritualidad es un fenómeno íntimo y trascendente que es vital para el desarrollo de la recuperación de calidad en el paciente. Además una fortaleza, motivación y búsqueda del significado de la vida. Es por esto que el cuidado espiritual ofrecido por el profesional de enfermería debe ser uno con un sentido de responsabilidad, respeto y dedicación al paciente, sobre todo si el paciente está en el proceso de muerte[29].

FACTOR 6: Aspectos éticos del cuidado.

La ética de enfermería estudia las razones de los comportamientos en la práctica de la profesión, los principios que regulan dichas conductas, las motivaciones, y los valores.

Jean Watson plantea que cuidar es el ideal moral de la Enfermería, cuyo compromiso es proteger y realizar la dignidad humana; como profesión tiene una doble responsabilidad ética y social de ser cuidadora del cuidado y de las necesidades sociales de cuidado humano en el presente y en el futuro. Considera que el cuidado son las acciones seleccionadas por la enfermera y el individuo, dentro de una experiencia transpersonal, que permite la apertura y desarrollo de las capacidades humanas; implica valores, deseos y compromiso de cuidar.[30]

El factor más predominante es la relación terapéutica que ejerce el profesional de enfermería con el paciente, ya que es la única forma que generara la satisfacción del cuidado humanizado.

Así mismo la implementación de habilidades procedimentales, la espiritualidad, los aspectos éticos y el autocuidado del profesional de enfermería, como lo sustenta la teoría de Jean Watson, en sus factores caritas. El cual se podido observar en el medio hospitalario a través de las prácticas en el campo clínico, que "el tiempo", representa un condicionante limitante en el cuidado humanizado a los paciente.

1.4 FORMULACIÓN DEL PROBLEMA

¿Cómo es el Cuidado Humanizado que brinda el profesional de Enfermería según la Teoría de Jean Watson, Servicio de Medicina del Hospital Daniel Alcides Carrión. Lima- Callao, 2016?

1.5 JUSTIFICACIÓN DEL ESTUDIO

El cuidado humanizado representa el arte, esencia de la profesión de enfermería, siendo necesario la evaluación, en la práctica del cuidado por parte del profesional de enfermería, que en algunas ocasiones se encuentra invisible en la práctica clínica. Ante esta problemática se ha podido observar, que en algunas Instituciones hospitalarias, la atención sanitaria está cada vez más tecnificada, ello involucra directamente al profesional de enfermería, el cual ha enfocado su objeto de estudio "el cuidado", en un modelo biomédico y curativo, impregnado en su cuidado asistencial, según refiere Poblete M[25], en su investigación, Cuidado humanizado: un desafío para las enfermeras en los servicios hospitalarios, 2007.

Con lo expuesto hemos querido justificar la importancia y la necesidad de brindar un cuidado humanizado por parte del profesional de enfermería, atendiendo a las necesidades básicas de los pacientes, mediante 6 factores que sustenta la escala de medición del cuidado humanizado según la Teoría de Jean Watson, para que, de esta oportunidad, contribuya en conocimientos y la práctica en los cuidados dirigido al paciente hospitalizado, mediante la aplicación o replicación del instrumento viable, del cuidado humanizado en otra unidad o Institución, el cual logre mejorar la calidad de vida en los pacientes hospitalizados en los servicios del Hospital Daniel Alcides Carrión. El cual permitirá a las autoridades del Hospital Daniel Alcides Carrión, identificar el desarrollo de un cuidado humanizado por parte del profesional de enfermería, a través de los resultados de la investigación; así mismo ante la ausencia de esta, poder capacitar y concientizar a los Licenciados de Enfermería.

Teniendo el enfoque de nuestra disciplina de enfermería en áreas de oportunidades en instituciones de salud, mediante el modelo humanizado de Jean Watson, importante por cuanto cambia la visión de los cuidados de Enfermería en los sistemas hospitalarios, considerando que el cuidar es para enfermería su razón moral.

1.6 OBJETIVOS

OBJETIVO GENERAL

- Determinar el Cuidado Humanizado que brinda el profesional de Enfermería según la Teoría de Jean Watson, Servicio de Medicina del Hospital Daniel Alcides Carrión. Lima- Callao, 2016.

OBJETIVOS ESPECÍFICOS

- Describir el cuidado humanizado que brinda el profesional de enfermería según la dimensión satisfacer las necesidades del otro.

- Describir el cuidado humanizado que brinda el profesional de enfermería según la dimensión habilidades técnicas de la enfermera.
- Describir el cuidado humanizado que brinda el profesional de enfermería según la dimensión relación enfermera- paciente.
- Describir el cuidado humanizado que brinda el profesional de enfermería según la dimensión autocuidado de la profesional.
- Describir el cuidado humanizado que brinda el profesional de enfermería según la dimensión aspectos espirituales del cuidado enfermero.
- Describir el cuidado humanizado que brinda el profesional de enfermería según la dimensión aspectos éticos del cuidado.

1.7 HIPÓTESIS

La hipótesis en la investigación no es pertinente, ya que no existe una afirmación o supuesto de asociación de variables

II.   MÉTODO

2.1 DISEÑO DE INVESTIGACIÓN.

El diseño de esta investigación es no experimental. Estudio descriptivo, aquél en que la información es recolectada sin cambiar el entorno (es decir, no hay manipulación). Los estudios descriptivos en que el investigador interacciona con el participante puede involucrar encuestas o entrevistas para recolectar la información necesaria; y de corte transversal.

Según Iglesias V[31], en el año 2009, refiere que los Estudios Transversales son diseños observacionales de base individual que suelen tener un doble componente descriptivo y analítico. Se denomina Transversal porque el objetivo de este diseño es medir una o más características o enfermedades en un momento dado de tiempo.

2.2 VARIABLES, OPERACIONALIZACIÓN.

Cuidado Humanizado de Enfermería según la Teoría de Jean Watson.

3.4.1 OPERACIONALIZACIÓN DE VARIABLES

VARIABLE	DEFINICIÓN CONCEPTUAL	DEFINICIÓN DE OPERACIONAL	INDICADORES	ESCALA DE MEDICIÓN
Cuidado Humanizado de Enfermería según la Teoría de Jean Watson.	Es el cuidado integral que se brinda al ser, teniendo en cuenta la parte humana del paciente, independiente de que la persona esté sana o enferma, con el fin de establecer una asistencia con calidad.	Son los cuidados que brinda el profesional de Enfermería a la persona, con el fin de mejorar su salud, basado en cuidados holísticos, el cual se podrá evaluar a través de la Escala en la medición del cuidado humano transpersonal basado en la Teoría de Jean Watson.	*Factor 1:* *Satisfacer las necesidades.* Respeto Esperanza. Necesidades Básicas. *Factor 2: Habilidades, técnicas de la enfermera.* Creatividad Habilidades y técnicas. Logro de metas. *Factor 3:* *Relación enfermera- paciente* Comunicación. Asertividad Relaciones interpersonales.	*ORDINAL* *ESCALA DE ESTÁNINO:* *BAJO* *REGULAR* *ALTO*

Factor 4:
Autocuidado de la profesional.
Prioriza relaciones.
Cuidado personal.
Valorarse.
Escucha activa.

Factor 5:
Aspectos espirituales del cuidado Enfermero.
Fe.
Esencia del ser.

Factor 6:
Aspectos éticos del cuidado.
Factores situacionales.
Responsabilidad.

2.3 POBLACIÓN Y MUESTRA.

La población lo conforman todos los Licenciados de Enfermería que laboran en los Servicios de Medicina del 7to A (Medicina mujer), 7to B (Medicina hombre), 6to A (Medicina Neumología) y 6to B (Medicina Especializada) en el Hospital Daniel Alcides-Carrión del distrito "Callao", los cuales llegan a 46.

El tamaño de la muestra será de 46 Licenciados de Enfermería, valor numérico manejable por la investigadora. Por lo tanto la muestra será igual a la población.

2.4 TÉCNICAS E INSTRUMENTOS DE RECOLECCIÓN DE DATOS, VALIDEZ Y CONFIABILIDAD.

La técnica que se aplicará para este estudio es la Encuesta, y el instrumento es el Cuestionario, a través de la escala en la medición del cuidado humano transpersonal basado en la Teoría de Jean Watson, que consta de 20 ítems relacionados con cada indicador (6 Factores), con una puntuación del 1 al 5, según Likert (Siempre, A menudo, A veces, Ocasionalmente y Nunca). Para la recopilación de datos se utilizaron fuentes primarias ya que fueron obtenidos directamente de la población.

Validez y Confiabilidad

El instrumento utilizado en el trabajo de investigación será mediante un Cuestionario Validado, titulado **"Escala en la medición del cuidado humano transpersonal basado en la Teoría de Jean Watson".**

Según los autores Poblete M, Valenzuela S, Merino J[32], Colombia realizado en el año 2012, refiere: El Instrumento validado de Nyberg's Caring Assessment (NCA), desarrollado en el año 1990 por Jan Nyberg durante su estudio doctoral en la Universidad de Colorado- Estados Unidos. En este se miden esencialmente los atributos del cuidado, basándose también en la filosofía de la Teoría Transpersonal del Cuidado Humano, e intenta captar aspectos subjetivos del mismo enfatizando en la actitud de profundo respeto hacia las necesidades del otro, como la sensibilidad por sus necesidades espirituales, de comunicación y esperanza.

En los resultados del NCA en su mayoría los ítems presentan promedios sobre 4 puntos confirmando que para las enfermeras adquiere importancia realizar un cuidado humanizado, es decir, centrado en la persona; estos resultados tienen un puntaje levemente mayor a lo obtenido por Nyberg en 1990, en que se presentan promedios cercanos al 3,9.

El NCA tiene 20 ítems, y sus respuestas también están diseñadas en formato de Likert con puntuación de 1 a 5. En los estudios realizados en Estados Unidos por la autora se encontraron alfas de Cronbach de 0.85 - 0.98.

En este instrumento los ítems que presentan promedios más bajos muestran que las enfermeras reconocen que tienen dificultad para superar las normas institucionales y establecer relaciones interpersonales, aspectos observados por otros investigadores en los que las enfermeras muestran priorizar más los elementos técnicos y normativos que la relación con el usuario. Por último, reconocen las dificultades para auto cuidarse, siendo el cuidado de uno mismo considerado un prerrequisito para el cuidado de los demás.

2.5 MÉTODOS DE ANÁLISIS DE DATOS.

En el presente estudio se utilizó la estadística descriptiva. Previa codificación anónima y control de calidad de datos y tabulación, el procesamiento de la información será obtenida a través del Cuestionario "Escala en la medición del cuidado humano transpersonal basado en la Teoría de Jean Watson". Los Resultados fueron medidos a través de la escala de estánino, el cual nos proporcionó una escala de puntuación, mediante tres 3 estándares: Bajo, regular y alto en cuanto a la aplicación del cuidado humanizado, en el profesional de enfermería que labora en el servicio de Medicina, indicándonos que para los Lic., adquiere importancia aplicar un cuidado humanizado, en la práctica clínica, mediante la satisfacción de necesidades, habilidades y técnicas del profesional, Relación enfermera- paciente, aspectos éticos y espirituales que sustentan Jean Watson en su visión humanista.

Una vez obtenida la información se elaboró una base de datos, en forma estadística mediante el programa SPSS 21 v (Statistical Package Off Social Science), en el que se digitaran los datos recolectados para el análisis de los hallazgos y los resultados se presentaron en tablas y/o gráficos para su análisis e interpretación.

2.6 ASPECTOS ÉTICOS.

- **PRINCIPIO DE AUTONOMÍA**

  Principio ético que propugna la libertad individual que cada uno tiene para determinar sus propias acciones, de acuerdo con su elección.

  El estudio respetará la decisión voluntaria de participar por parte del encuestado, a partir del formato de consentimiento informado (Ver anexo 2), los participantes son libres de retirarse del estudio en el momento que consideren conveniente, a pesar de aceptar inicialmente participar del mismo.

- **PRINCIPIO DE BENEFICENCIA, NO MALEFICENCIA:**

  El estudio buscará por encima de todo, el bien de los participantes, toda vez, que la información recogida servirá como insumo para mejorar la calidad de la vida, de los participantes. Así mismo, la aplicación de los instrumentos de recojo de datos no generará algún daño físico o mental en los participantes.

- **PRINCIPIO DE JUSTICIA:**

  Este principio se aplicó mediante la participación de todos los profesionales de enfermería del Hospital Daniel A. Carrión de los servicios de Medicina, sin ser excluidos por ningún motivo, considerando que todos pueden participar, sin restricción en cuanto a sexo, edad, raza o credo.

- **PRINCIPIO DE CONFIDENCIALIDAD Y ANONIMATO:**

  Los datos recogidos sólo serán de uso exclusivo del investigador con fines de investigación, en ese sentido todos los participantes serán identificados con un código correlativo sin necesidad de identificar nombres y apellidos.

Figura 01

CUIDADO HUMANIZADO DE ENFERMERÍA SEGÚN LA TEORÍA DE JEAN WATSON.SERVICIO DE MEDICINA. HNDAC.

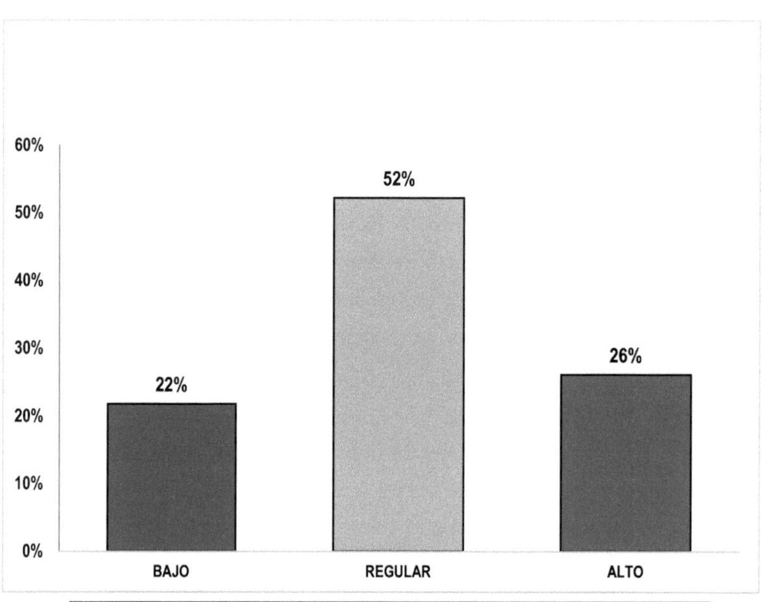

FUENTE: Instrumento elaborado por Jan Nybergs 1990.

***Resultado*:**

A través de la escala de estánino, nos proporcionó una escala de puntuación, el cual en la investigación se agrupo en 3 estándares: Bajo, regular y alto en cuanto al cuidado humanizado que brinda el profesional de enfermería. El porcentaje que más predominio fue un 52%, el cual significa que los Lic. De enfermería brindan un cuidado humanizado, medianamente regular.

Figura 02

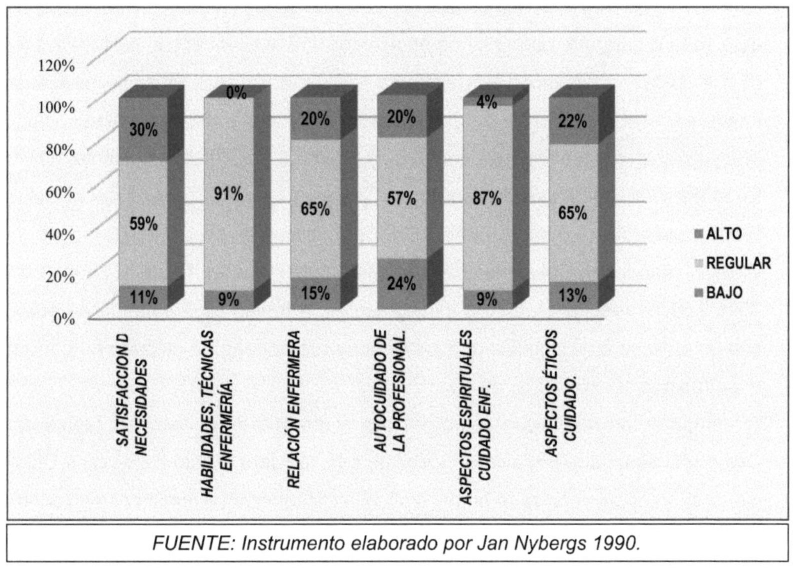

FUENTE: Instrumento elaborado por Jan Nybergs 1990.

Resultado:

La dimensión que más predomina según el gráfico establecido, es la "implementación de habilidades, técnicas de enfermería" con 91% en condición regular, ello refleja la importancia que tiene al brindar un cuidado humanizado dirigido al paciente. Así mismo los aspectos espirituales involucrados en el cuidados son importantes para el profesional de enfermería, el cual reflejan un 87% en condición regular. Ello nos hace reflexionar sobre los conocimientos que mencionan Jean Watson en mantener sistemas de creencias profundas y subjetivas del individuo. Las dimensiones que coinciden frente a una condición regular son la "relación enfermera-paciente y aspectos éticos del cuidado": con una 65%. Puesto que para el logro del cuidado humanizado solo es posible mediante una relación terapéutica enfermera-paciente, el cual lo sostiene Jean Watson, así mismo refiere que para enfermería el cuidado es su razón moral; basado en la ética.

IV.   DISCUSIÓN

El cuidado humanizado es el cuidado integral que se brinda al ser humano, teniendo en cuenta la parte humana del paciente, independiente de que la persona esté sana o enferma, con el fin de establecer una asistencia con calidad, a través de los cuidados holísticos que sustenta la Teoría de Jean Watson, el cual solo puede ser efectivo a través de una relación enfermera-paciente, interconectado e intersubjetivo, de sensaciones compartidas entre la enfermera y paciente.

En la presente investigación tiene como Objetivo General "Determinar el Cuidado Humanizado que brinda el profesional de Enfermería según la Teoría de Jean Watson, Servicio de Medicina del Hospital Daniel Alcides Carrión. Lima- Callao, 2016"; cuyos resultados fueron los siguientes, a través de 3 estándares, Regular con un 52%, el cual significa que los enfermeros brindan un cuidado humanizado, mientras que solo un 26%, es alto.

Al comparar los resultados coinciden con el estudio de los autores Gonzáles G, Oviedo H, Bedoya L, Benavides G, Dalmero N, Vergara C, que tiene como Objetivo General "Percibir el cuidado humanizado de enfermería en familiares de pacientes pediátricos, hospitalizados en una unidad de cuidado del Hospital Universitario Fernando Troconis en Santa Marta, 2011", los cuales a comparación del trabajo de investigación, este muestra la percepción que tienen los familiares frente al cuidado humanizado que brinda enfermería, obteniendo los siguientes resultados: el 58,7% siempre percibieron el cuidado humanizado de las enfermeras, el 17,5% casi siempre, el 13,3% algunas veces y el 7,5% nunca lo percibieron.[33]

Esta coincidencia nos permite deducir que en ambos estudios el cuidado humanizado está presente, sea por parte de la evaluación de los mismos profesionales como la percepción del sujeto beneficiario de la atención. Lo cual permite seguir fortaleciendo los cuidados que se brindan en los hospitales, teniendo como base cuidados holísticos que sustenta la teoría de Jean Watson a través de una visión humanista del cuidado de enfermería, el cual refiere que el cuidado es para la enfermería su razón moral, así mismo sustenta un cuidado transpersonal, el cual es una clase especial de cuidado humano que depende del compromiso moral de la enfermera, de proteger y realzar la dignidad humana; permitiendo satisfacer las necesidades básica de los pacientes.

El brindar cuidados humanizado es, por tanto, el trabajo profesional destinado también a la satisfacción de necesidades humanas en el ámbito de la salud de un individuo, familia y comunidad, como también integrativo y holístico; por ello el implementar habilidades y técnicas propias de enfermería ayudarán a brindar un cuidado oportuno, consciente, creativo, frente a las necesidades del otro.

Por lo cual los objetivos específicos de la investigación son "Describir el cuidado humanizado que brinda el profesional según la dimensión satisfacción de necesidades, encontrándose los siguientes resultados: 59% del profesional de enfermería adquiere importancia en la asistencias de las necesidades básicas que brinda al paciente hospitalizado en condición regular, mientras que solo un 30%, en condición de alto; "Describir el cuidado humanizado que brinda el profesional según la dimensión Habilidades, técnicas de enfermería", cuyos resultados muestran que el mayor porcentaje en una condición de regular es de 91%, mientras que un 9% en condición bajo, implementa habilidades y técnicas para brindar un cuidado humanizado. "Describir el cuidado humanizado que brinda el profesional de enfermería según la dimensión Autocuidado de la profesional", cuyos resultados muestran en una condición regular un 57%, mientras en condición bajo 24%. "Describir el cuidado humanizado que brinda el profesional de enfermería según la dimensión Aspectos éticos del cuidado", cuyos resultados muestran 65% en condición regular, mientras el 13% en condición de bajo.

Al comparar los resultados ambos resultados las dimensiones coinciden con el estudio de Barriedo V, realizado en España; 2013, el cual tiene como objetivo "Determinar los atributos de un cuidado humanizado y su interrelación con las características del personal asistencial", obteniendo los siguientes resultados el primero "permanece sensitivo a las necesidades del otro": 49% de las respuestas a menudo y un 44.8% en siempre. "Implementa bien habilidades y técnicas": el 51% a menudo, frente al 37.5% siempre. El tercero "deja tiempo para las necesidades personales y de crecimiento: 47.8% a menudo, 27.1% a veces y el 20.8% siempre. El cuarto " considera las relaciones antes que los reglamentos": 41% a menudo, 37.5 a veces.[12]

Con ello podemos deducir que tanto la satisfaccion de necesidades como la implementacion de habilidades y técnicas son necesarios en el día a día de los cuidados humanizados que brinda el profesional de enfermería, con la capacidad de mejorar la calidad de vida de los individuos que se encuentran hospitalizados, en un ambiente desconocido, alejado del entorno familiar, fragiles frente a una enfermedad, y que necesitan de estos cuidados para sentirse mejor y así aumentar su recuperación. Recalcando así la importancia que tiene el autocuidado como profesionales, al impartir cuidados hacia el paciente. Por ello Jean Watson nos invita a seguir fortaleciendo estos cuidados con el fin de busar la armonía entre la mente, cuerpo y del alma, adquiriendo una dimensión mas profunda, compartiendo sus sentimientos y sus emociones.

Las relaciones interpersonales enfermera-paciente, son la base de la disciplina de enfermería, para garantizar un cuidado holístico en cada individuo, teniendo en cuenta un compromiso moral, a través de valores de respeto hacia la dignidad de la vida, contribuyendo a mejorar la calidad de la personas.

En la presente investigación tiene como objetivo específico "Describir el cuidado humanizado que brinda el profesional de enfermería según la dimensión relación enfermera- paciente", cuyos resultados fueron los siguientes en la (Figura n°5), los ítems 7, 8 y 9, nos explica que el 65% del profesional de enfermería, adquiere importancia aplicar en el cuidado humanizado teniendo en cuenta una relación enfermera paciente en condición regular, mientras que un 20%, en condición Alto. Al comparar los resultados coinciden con el estudio Juárez C, Sate M, Villarreal P. Cuidados humanizados que brindan las enfermeras a los pacientes en el Servicio de Unidad de Terapia Intensiva; 2009, cuyo objetivo es conocer "Los cuidados humanizados que brinda enfermería a los pacientes en el servicio de unidad de terapia intensiva del hospital Infantil Municipal de Córdoba. Teniendo como resultados: De acuerdo a la dimensión Interacción enfermera.-paciente: Relación cercana al paciente, según opinión de enfermeros que trabajan en UTI, refieren que 78 % de enfermeras SI aplican una relación cercana con el paciente, mientras que un 22% NO lo realizan.[15]

Esta coincidencia nos permite deducir que para el profesional de enfermería adquiere importancia como base de la disciplina, la relación terapéutica de enfermera- paciente al momento de brindar un cuidado humanizado, enfocado en los diferentes servicios de las Instituciones en las áreas de salud. Así mismo la teórica Jean Watson refiere que para una relación óptima es necesario la sensibilidad, la apertura y el altruismo, entre la convivencia diaria que ejerce el profesional de enfermería, con el fin de fortalecer el vínculo entre el paciente, a través de una comunicación asertiva.

La espiritualidad en el ámbito de enfermería adquiere importancia en los cuidados prestados a todo paciente, ante la complejidad de patología que rodean a los pacientes hospitalizados y frente a un diagnóstico desalentador. Por ello el ser humano necesita ser cuidado en todas sus dimensiones. La dimensión espiritual, representa la más noble y trascendente de la persona.

Ante esta conceptualización, la presente investigación tiene como siguiente objetico específico "Describir el cuidado humanizado que brinda el profesional según la dimensión aspectos espirituales", cuyos resultados obtenidos en relación a la existencia del cuidado espiritual que brinda enfermería, un 87% en condición de regular, un 4% en condición bajo y un 9% alto.

Al comparar los resultados coinciden con el estudio Mezquita A, Valcanti C, Neves M, Alves D, Souza F, Lopes E, realizado en Brasil, 2014, el cual tiene como objetivo "Investigar el bienestar espiritual del equipo de enfermería y la prestación del cuidado espiritual por la misma". Teniendo como resultados 95% de los sujetos consideran importante la prestación del cuidado espiritual; el 78% consideran importante que los profesionales de salud aborden la espiritualidad y la religiosidad en el cuidado a sus pacientes en el ejercicio de su profesión.[34]

Esta coincidencia nos permite deducir que tanto para el profesional de enfermería, como para el usuario adquiere importancia brindar un cuidado basado en la espiritualidad, el respeto por la creencias de cada paciente, con el fin de mejorar la calidad de vida de los pacientes hospitalizados, sumergidos muchas veces en la fé, el único alivio que necesidad frente a una enfermedad o el abandono de sus familiares, es por ello que necesitamos la sensibilización día a día, en nuestro ejercicio profesional. Referido en la siguiente cita "Porque por gracia sois salvos por medio de la fe, y esto no es de vosotros, pues es don de Dios..." Efesios 2:8-9.

V.   CONCLUSIONES

1. El cuidado humanizado que brinda el profesional de enfermería basado en la teoría según Jean Watson, presenta un estándar Regular. Por lo cual podemos deducir, que todos los licenciados de enfermería, brindan sus cuidados humanizados, medianamente adecuado.

2. El factor más predominante que influyen en el cuidado humanizado es la "relación enfermera-paciente" con un estándar regular. El cual podemos deducir la importancia que tiene para el profesional de enfermería la relaciones interpersonales enfermera - paciente, como requisito para brindar cuidados humanizados a todo paciente.

3. El profesional de enfermería considera que tanto la satisfacción de necesidades y la aplicación de habilidades y técnicas, son un complemento importante al momento de brindar un cuidado humanizado; dirigido a todo paciente, con el fin de buscar la armonía entre mente, cuerpo y alma; que sustenta la teoría de Jean Watson, obtenidos en un estándar regular, en todos los profesionales que labora en los servicios de medicina del HNDAC.

4. A pesar de las diferentes religiones que profesan los seres humanos en nuestra actualidad, en el cual muestran su fe, ello no es impedimento para el profesional de enfermería, involucrar en los cuidados humanos "la espiritualidad", otro factor predominante en la investigación con un estándar regular , en el cuidado humanizado; brindado a los pacientes hospitalizados.

5. El autocuidado del profesional de enfermería, es un prerrequisito para poder ejercer cuidados humanizados, hacia el paciente, en búsqueda de su bienestar físico y mental. Por el ello en el trabajo de investigación se ha obtenido un estándar regular, del autocuidado que tiene el profesional de enfermería sobre su salud, involucrando su crecimiento profesional.

6. En un estándar regular el profesional de enfermería pone en práctica los aspectos éticos en el cuidado humanizado, brindados a los pacientes hospitalizados, sustentado con la teoría de Jean Watson, el cual manifiesta que el cuidado es el ideal moral de enfermería, con una responsabilidad de ética.

VI. RECOMENDANCIONES

Generar nuevas expectativas a las autoridades del Ministerio de Salud (MINSA), mediante la realización de investigaciones en las Universidades Nacionales y Privadas , a formular nuevas estrategias de "Políticas de Cuidado Humanizado" en los Hospitales del MINSA, EsSalud, Fuerzas Armadas, PNP e instituciones

privadas que prestan servicio de Salud, involucrando a todo el equipo multidisciplinario que labora en estas instituciones, con el fin formar ambientes saludables y mejorar la calidad del cuidado humanizado.

La Universidad César Vallejo debe incentivar la continuidad en la realización de estudios de investigación Cuantitativo, que aborden el cuidado humanizado, tanto en los docentes como lo estudiantes; con el fin de difundir los resultados obtenidos y de esta manera aportar nuevos conocimientos actualizados a la disciplina de enfermería.

Concientizar al profesional de enfermería que los conocimientos y las destrezas obtenidos durante los estudios de pregrado, deben seguir fortaleciendo nuestra vocación profesional "el de brindar cuidados humanísticos" a todo paciente; mediante capacitaciones, reuniones periódicas con el fin de formar equipos y ambiente de trabajo saludables para el desarrollo de nuevas ideas referente al buen trato, derechos y deberes de la persona atendida, información a familiares, y todo lo que concierne al cuidado humanizado.

Promover la importancia de brindar apoyo emocional a los pacientes a través de las relaciones interpersonales enfermera paciente; como parte del cuidado humanizado; tomando en cuenta la confianza, acompañamiento, espiritualidad, la ética, satisfacción de necesidades y la incorporación de habilidades, técnicas; que influyen de manera positiva sobre la salud de los pacientes.

VII. REFERENCIAS

(1) Pabón I, Cabrera C, La humanización en el cuidado de pacientes para
    lograr una atención de alta calidad, Revista Unimar, 2008.
    Disponible en:
    http://www.trienfer.org.co/index.php?option=com_content&view=article&id=
    65

(2) Arias M, La ética y humanización del cuidado de enfermería: Tribunal
    Nacional Ético de enfermería. Bogotá; 2007.
    Disponible en:
    file:///C:/Users/JULIX/Downloads/77-260-1-PB.pdf

(3) Juárez P y García M. La importancia del Cuidado en enfermería. Rev Enferm
    Inst Mex Seguro Soc, 2009; 17 (2): 109-111.
    Disponible en:
    http://www.medigraphic.com/pdfs/enfermeriaimss/eim-2009/eim092j.pdf.

(4) Espinoza L, Huerta K, Pantoja J, Velásquez W, Cubas D, Ramos A. El
    cuidado humanizado y la percepción del paciente en el Hospital EsSalud
    Huacho. Perú. Rev Ciencia y Desarrollo, 2011; 13:1-9.
    Disponible en:
    http://revistas.uap.edu.pe/ojs/index.php/CYD/article/view/441/344

(5) Reynoso J, Delgado Y. Ética Del Cuidado Del Profesional De Enfermería
    Desde La Perspectiva Del Familiar Cuidador Del Paciente En Estado Crítico
    HRDLM (Tesis Para Optar El Título De: Licenciado En Enfermería).Chiclayo:
    Universidad Católica Santo Toribio De Mogrovejo; 2012.
    Disponible   en:
    http://tesis.usat.edu.pe/jspui/bitstream/123456789/164/1/TL_RamirezReyno
    soJudith_YdrogoDelgadoYaneth.pdf

(6) Pichardo M y Zúñiga M. Atención de Enfermería brindada a jóvenes en dos

centros de salud comparado con la Teoría de Watson; 2013.

Disponible en:

http://www.redalyc.org/articulo.oa?id=44824928001

(7) Urra E, Jana A, García M. Algunos Aspectos Esenciales Del Pensamiento De Jean Watson Y Su Teoría De Cuidados Transpersonales. Rev Ciencia y enfermería, 2011; 17(3): 11-22.

Disponible en:

http://www.scielo.cl/scielo.php?script=sci_arttext&pid=S0717955320110003 002

(8) Caro S. Enfermería: Integración del cuidado y el amor. Una perspectiva humana. Colombia, 2009; 25 (1): 172-178.

Disponible en:

http://www.scielo.org.co/pdf/sun/v25n1/v25n1a14

(9) Torres C, Buitrago M. Percepción de la calidad del cuidado de enfermería en pacientes oncológicos hospitalizados. Revista de Investigación Escuela de Enfermería. Colombia, 2011;1(1).

Disponible en:

http://cuidarte.udes.edu.co/attachments/article/51/percepcion%20de%20cali dad%20del%20cuidadado.pdf

(10) Guzmán S. El Cuidado Humano En La Formación Del Estudiante De Enfermería Según La Teoría De Jean Watson. Chiclayo: Perú; 2011.

Disponible en:

http://tesis.usat.edu.pe/jspui/bitstream/123456789/217/1/TM_Guzm%C3%A 1n_Tello_SocorroMartina.pdf

(11) Romero L. Percepción del paciente acerca de la calidad de atención que brinda la enfermera en el servicio de medicina en el Hospital Nacional Daniel Alcides Carrión. Perú; 2008.

Disponible en:

http://cybertesis.unmsm.edu.pe/bitstream/cybertesis/482/1/romero_al.pdf

(12) Barriedo V. Atributos del Cuidado Humanizado de Enfermeria en Personal Asistencial; Agencia Sanitaria Pública Hospital de Poniente: España; 2013.

Disponible   en:

http://repositorio.ual.es:8080/jspui/bitstream/10835/2601/1/Trabajo.pdf

(13) Poblete M, Valenzuela S, Merino J. Validación de dos escalas utilizadas en la medición del cuidado humano transpersonal basadas en la Teoría de Jean Watson. Aquichán; 12(1), enero-abril, 2012: pp. 8-21.

Disponible en: http://www.redalyc.org/articulo.oa?id=74124091002

(14) Poblete M, "Cuidado Humanizado: Percepción De Autoeficacia En Enfermeras Académicas Y Asistenciales" (Tesis Para Optar Al Grado De Doctor En Enfermería): Universidad De Concepción Dirección De Postgrado Programa Doctorado En Enfermería. Chile; 2009.

Disponible en:

https://es.scribd.com/doc/16008571/Cuidado-Humano

(15) Juárez C, Sate M, Villarreal P. Cuidados humanizados que brindan las enfermeras a los pacientes en el Servicio de Unidad de Terapia Intensiva; 2009.

Disponible   en:

http://www.enfermeria.fcm.unc.edu.ar/biblioteca/tesis/juarez_claudia_noemi .pdf.

(16) Rivera L, .Álvaro T. Cuidado Humanizado De Enfermería: Visibilizando La Teoría Y La Investigación En La Práctica, En La Clínica Del Country. Bogotá: Colombia; 2007.

Disponible en:

https://es.scribd.com/doc/69895646/Cuidado-Humanizado-de-Enfermeria-Visibilizando-La-Teoria-y-La-Investigacion-en-La-Practica

(17) Escobar D y Lorenzini A. El Poder Del Cuidado Humano en la
Enfermería. Venezuela. Rev Latinoamericana Enfermagem, 2007; 15(4).
Disponible en:
http://www.scielo.br/pdf/rlae/v15n4/es_v15n4a15.pdf

(18) Rivera N. Teoría De Jean Watson Teoría Del Cuidado Humano.
Panamá; 2011.
Disponible en:
http://es.slideshare.net/reynerroberto/teora-de-jean-watson

(19) Teoría del Cuidado Humano de Jean Watson. Revista de
actualizaciones en enfermería; 10(4).
Disponible en:
http://encolombia.com/medicina/revistas-medicas/enfermeria/ve-
104/trabajoslibres1/

(20) Muñoz Y, Coral R, Moreno D, Pinilla D, Suárez Y. Significado del
Cuidado Humanizado en Egresadas de la Facultad de Enfermería. Rev
Repertorio de Medicina y Cirugía. España, 2009; 18(4):246-250.
Disponible en:
http://repertorio.fucsalud.edu.co/repertorio/pdf/vol18-04-2009-
SIGNIFICADO.pdf

(21) García M, Cárdenas L, Arana B, Monroy A, Hernández Y, Salvador C.
Construcción Emergente del Concepto: Cuidado Profesional de Enfermería.
España; 2011.
Disponible en:
http://www.scielo.br/pdf/tce/v20nspe/v20nspea09.pdf

 (22) González G, Medina R, Bracho L, Zambrano A, Marquina M, Guerra C.
El Cuidado Humano como Valor en el Ejercicio de los Profesionales de la
Salud. Rev Científica en Ciencias de la Salud, 2002; 6(2): 18-22.
Disponible en:

http://servicio.bc.uc.edu.ve/fcs/vol6n2/6-2-4.pdf

(23) González L, Velandia A, Flores V. Humanización del cuidado de enfermería. De la formación a la práctica clínica. Rev. CONAMED, Suplemento de Enfermería, 2009; (14):40-43.
Disponible en:
www.imbiomed.com.mx/1/1/descarga.php?archivo=Cn091s-02.pdf

(24) Chavarry P. Introducción a los modelos y Teorías de enfermería. Perú; 2008.
Disponible en:
http://es.slideshare.net/azanero33/modelos-y-teorias-de-enfermeria

(25) Poblete M, Valenzuela S. Cuidado humanizado: un desafío para las enfermeras en los servicios hospitalarios. Chile; 2007.
Disponible en:
http://www.scielo.br/scielo.php?script=sci_arttext&pid=S0103-21002007000400019

(26) Sanz P, Jurado C, Fernández M. La Humanización de los Cuidados, La clave de la Satisfacción Asistencial: Hacia el plan de acogida y acompañamiento. España: Barcelona; 2009.
Disponible en:
http://diposit.ub.edu/dspace/bitstream/2445/21526/1/2009_2.pdf.

(27) Nascimento K y Lorezini, A. Comprender Las Dimensiones De Los Cuidados Intensivos: La Teoría Del Cuidado Transpersonal Y Complejo. Rev Latino-am Enfermagem, 2009; 17(2).
Disponible en:
http://www.scielo.br/pdf/rlae/v17n2/es_12.pdf

(28)   Alba A, Fajardo G, Tixtha E, Papaqui J. La comunicación enfermera-paciente en la atención hospitalaria. Enfermería Neurológica [Publicación en línea] 2012. México, 11(3): [138-141p].

Available from:

http://www.medigraphic.com/pdfs/enfneu/ene-2012/ene123d.pdf

(29)   Collado R. Cuidado espiritual, labor del profesional de enfermería. Revista 360. Puerto Rico, 2010; 5 (1).

Disponible en:

http://cremc.ponce.inter.edu/360/revista360/ciencia/Cuidado%20espiritual%20enfermeria.pdf

(30)   Palomino E. Ética Profesional de enfermería. Perú; 2014.

Disponible en:

http://es.slideshare.net/ruthmerysachaquinto/etica-profesional-de-enfermeria

(31)   Iglesias V. Diseño Transversal. Colombia; 2008.

Disponible en:

http://www.bvsde.paho.org/cursoa_epi/e/pdf/modulo9.pdf

(32)   Poblete M, Valenzuela S, Merino J. Validación de dos escalas utilizadas en la medición del cuidado humano transpersonal basadas en la Teoría de Jean Watson. Aquichán [serial on the Internet]. 2012 Apr [cited 2015 July 14]; 12(1): 8-21.

Available   from:

http://www.scielo.org.co/scielo.php?script=sci_arttext&pid=S1657-59972012000100002&lng=en.

(33) Gonzáles G, Oviedo H, Bedoya L, Benavides G, Dalmero N, Vergara C, Cuidado humanizado de enfermería percibido por familiares de pacientes pediátricos, usuarios del Hospital Universitario Fernando Troconis de Santa Marta. Rev Memorias. Colombia, 2013; 11(20):31-39.

Disponible en:

http://revistas.ucc.edu.co/index.php/me/article/viewFile/496/490

(34) Mezquita A, Valcanti C, Neves M, Alves D, Souza F, Lopes E, realizado en Brasil, El bienestar espiritual y la prestación del cuidado espiritual en un equipo de enfermería. Index Enferm [revista en la Internet]. 2014 Dic [citado 2016 Ene 17]; 23(4): 219-223.

Disponible en:

http://scielo.isciii.es/scielo.php?pid=S113212962014000300006&script=sci_ arttext

<u>**ANEXO 1: INSTRUMENTO DE RECOLECCIÓN DE DATOS.**</u>
ESCALA DE MEDICIÓN DEL CUIDADO HUMANO TRANSPERSONAL
BASADO EN LA TEORÍA DE JEAN WATSON

<table>
<tr><td>

Sexo: M____F _____
Edad:
Años De Servicio: Años___, Meses___.
Estado Civil: S__, C__, Otros__.
Nivel Académico alcanzado: Lic.___, Espc.___, Mg.___, Dr. (a)___, MBA___.
Servicio de Medicina: 6to A___, 6to B___, 7to A___, 7to B___.

</td></tr>
</table>

Rosa Guerrero Ramírez, alumna X ciclo de la carrera de Enfermería, me dirijo a usted expresándole mis más cordiales saludos y agradecimiento; presentando a continuación el siguiente cuestionario, cuyos resultados serán de utilidad para una investigación que tiene como objetivo "Determinar el Cuidado Humanizado que brinda el profesional de Enfermería según la Teoría de Jean Watson, Servicio de Medicina del Hospital Daniel Alcides Carrión. Lima- Callao, 2016". Este será un cuestionario anónimo, de uso exclusivo del investigador, manteniendo la debida confidencialidad.

Instrucciones: El cuestionario consta de 20 preguntas cada una de ellas tiene una alternativa que se debe marcar, a través de un aspa.

> **5= Siempre.**   **4= A menudo.**
> **3= A veces.**   **2= Ocasionalmente.**
> **1= Nunca.**

Ítems	5	4	3	2	1
1: Mantiene una actitud de respeto, en la intervención del cuidado del paciente.					
2: Transmito frecuentemente esperanza a mis pacientes hospitalizados.					
3: Es usted sensible a los déficits de las necesidades de su paciente.					
4: Solucionas problemas creativamente para el bienestar del paciente.					
5: Ejecuta usted destrezas y habilidades a los procedimientos de enfermería.					
6: Brinda usted un cuidado humanizado, que logrará en el paciente su autocuidado.					
7: Comunica al paciente una actitud de ayuda y confianza.					

8: Expresa sentimientos positivos y negativos hacia el paciente.					
9: Involucra usted a la familia en el cuidado del paciente.					
10: Considera las relaciones interpersonales (enfermera-paciente) para mejorar el cuidado.					
11: Dispone de tiempo para su crecimiento profesional.					
12: Mantiene un tiempo adecuado para el cuidado de cada paciente.					
13: Tiene usted alguna limitación para la retroalimentación profesional.					
14: La espiritualidad contribuye al cuidado humano.					
15: No se da tiempo para conocer bien a los pacientes.					
16: Cree que cada paciente tiene un potencial que puede lograr su autocuidado.					
17: Comprende plenamente los sufrimientos que tienen los pacientes.					
18: Consideras que los factores situacionales (familiares) afectan al cuidado.					
19: Se concentra usted en la ayuda de autocuidado del paciente.					
20: Permanece comprometido en una relación terapéutica con el paciente.					

............*Agradecemos su veracidad y responsabilidad.*

Estimado Sr(a) (o):

Alumna del X ciclo, Rosa Jackelin Guerrero Ramírez., responsable del trabajo de investigación titulado "Cuidado Humanizado que brinda el profesional de Enfermería

según la Teoría de Jean Watson, Servicio de Medicina del Hospital Daniel Alcides Carrión. Lima- Callao, 2016".La presente es para invitarle a participar del estudio, el cual tiene como objetivo General: "Determinar el Cuidado Humanizado que brinda el profesional de Enfermería según la Teoría de Jean Watson, Servicio de Medicina del Hospital Daniel Alcides Carrión. Lima- Callao, 2016".

Para poder participar del estudio Ud. tendrá que llenar un cuestionario de manera anónima sobre Características del Cuidado Humanizado, el cual le demandará un tiempo promedio de 5 minutos.La información que Ud. brinde al estudio será de uso exclusivo del investigador y se mantendrá la debida confidencialidad.

Su participación es voluntaria y puede decidir retirarse del estudio en cualquier etapa del mismo, sin que esto afecte de alguna manera la calidad de atención o tenga alguna repercusión en la evaluación que recibe dentro del Hospital Daniel Alcides Carrión.

Por participar en el estudio Ud. no recibirá ningún beneficio, salvo la satisfacción de contribuir con esta importante investigación.

Si tuviese alguna duda con respecto al estudio puede comunicarse al siguiente Número celular: 982195484.

Yo,....................................dejo constancia que se me han explicado en qué consiste el estudio titulado "Cuidado Humanizado que brinda el profesional de Enfermería según la Teoría de Jean Watson, Servicio de Medicina del Hospital Daniel Alcides Carrión. Lima- Callao, 2016", realizado por la investigadora. He tenido el tiempo y la oportunidad de realizar las preguntas con relación al tema, las cuales fueron respondidas de forma clara. Sé que mi participación es voluntaria, que los datos que se obtengan se manejan confidencialmente y que en cualquier momento puedo retirarme del estudio. Por todo lo anterior doy mi consentimiento voluntario para participar en el presente estudio.

_______________________   _______________________

Nombre y Apellidos del Lic.   Firma del Lic. De

enfermería. De enfermería.   FECHA:

               DNI:

<u>AUTORIZACIÓN DE PERMISO</u>

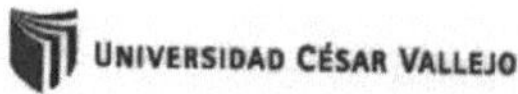

"Año de la Diversificación Productiva y del Fortalecimiento de la Educación"

UNIVERSIDAD CÉSAR VALLEJO

038884

Los Olivos, 15 de octubre de 2015.

<u>OFICIO N° 486 -2015/EAP/ENF.UCV-LIMA</u>

Sra.

Dra. María Elena Aguilar del Águila
Directora General
Hospital Nacional Daniel Alcides Carrión
<u>Presente.-</u>

        Asunto: *Solicito autorizar la ejecución del proyecto de investigación de Enfermería.*

De mi especial consideración:

Por la presente me es grato comunicarme con Usted a fin de saludarla cordialmente en nombre de la Universidad César Vallejo y en el mío propio deseándole éxitos en su acertada gestión.

A su vez, la presente tiene como objetivo el solicitar su autorización a fin de que la estudiante **Guerrero Ramírez Rosa** del X ciclo de estudios de la Escuela Académico Profesional de Enfermería pueda realizar la ejecución de su investigación titulada: **"Escala de Medición de cuidado humanizado en el profesional de enfermería del servicio de medicina. Hospital Nacional Daniel Alcides Carrión. Lima- Callao 2015"** en la institución que pertenece a su digna dirección; por lo que solicito su autorización a fin de que se le brinden las facilidades correspondientes.

Sin otro particular y en espera de su respuesta quedo de Usted.

Atentamente.

Mg. Mónica Elisa Meneses La Riva
Coordinadora del Área de Investigación
Escuela Académico Profesional de Enfermería
Universidad César Vallejo - Filial Lima Norte

PJ/SV
C/c: Archivo.

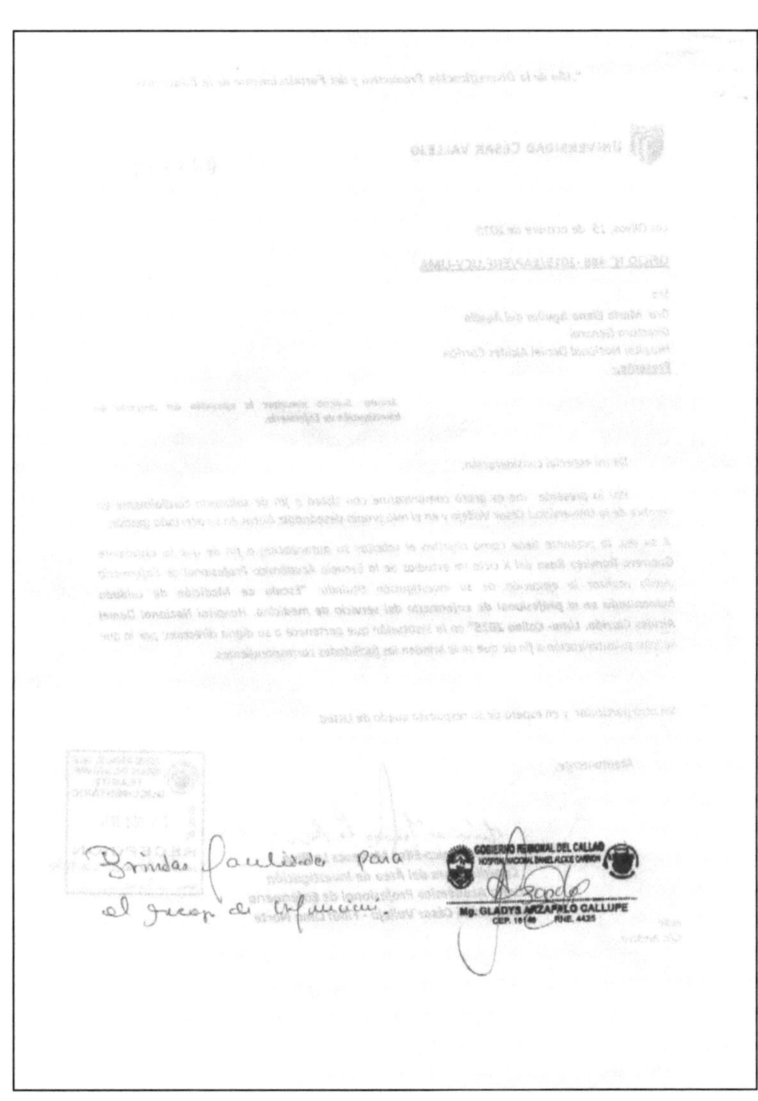

Validación de los Instrumentos

ITEMS	J 1	J2	J3	J4	J5	J6	J7	J8	J9	TOTAL
1	1	1	1	1	1	1	1	1	1	0.001953125
2	1	1	1	1	1	1	0	1	1	0.017578125
3	1	1	1	1	1	1	1	1	1	0.001953125
4	1	1	1	1	1	1	0	1	1	0.017578125
5	1	1	1	1	1	1	0	1	1	0.017578125
6	1	1	1	1	1	1	0	1	1	0.017578125
7	1	1	1	1	1	1	1	1	1	0.001953125
8	1	1	1	1	1	1	1	1	1	0.001953125
9	1	1	1	1	1	1	0	1	1	0.017578125
10	1	1	1	1	1	1	0	1	1	0.017578125
11	1	1	1	1	1	1	0	1	1	0.017578125
12	1	1	1	1	1	1	0	1	1	0.017578125
13	1	1	1	1	1	1	0	1	1	0.017578125
14	1	1	1	1	1	1	0	1	1	0.017578125
15	1	1	1	1	1	1	0	1	1	0.017578125
16	1	1	1	1	1	1	0	1	1	0.017578125
17	1	1	1	1	1	1	1	1	1	0.001953125
18	1	1	1	1	1	1	0	1	1	0.017578125
19	1	1	1	1	1	1	0	1	1	0.017578125
20	1	1	1	1	1	1	1	1	1	0.001953125

CONFIABILIDAD:

Grado de congruencia con que un instrumento mide el atributo para el que fue diseñado.

Confiabilidad para respuestas politómicas

Mediante el coeficiente alfa de Cronbach.

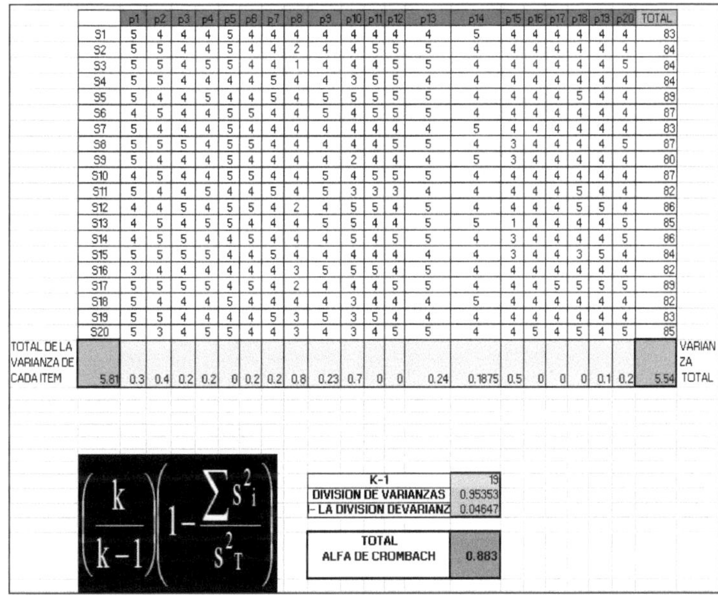

	p1	p2	p3	p4	p5	p6	p7	p8	p9	p10	p11	p12	p13	p14	p15	p16	p17	p18	p19	p20	TOTAL
S1	5	4	4	4	5	4	4	4	4	4	4	4	4	5	4	4	4	4	4	4	83
S2	5	5	4	4	5	4	4	2	4	4	5	5	5	4	4	4	4	4	4	4	84
S3	5	5	4	5	5	4	4	1	4	4	4	5	5	4	4	4	4	4	4	5	84
S4	5	5	4	4	4	4	5	4	4	3	5	5	4	4	4	4	4	4	4	4	84
S5	5	4	4	5	4	4	5	4	5	5	5	5	5	4	4	4	4	5	4	4	89
S6	4	5	4	4	5	5	4	4	5	4	5	5	5	4	4	4	4	4	4	4	87
S7	5	4	4	4	5	4	4	4	4	4	4	4	4	5	4	4	4	4	4	4	83
S8	5	5	5	4	5	5	4	4	4	4	4	5	5	4	3	4	4	4	4	5	87
S9	5	4	4	4	5	4	4	4	4	2	4	4	4	5	3	4	4	4	4	4	80
S10	4	5	4	4	5	5	4	4	5	4	5	5	5	4	4	4	4	4	4	4	87
S11	5	4	4	5	4	4	5	4	5	3	3	3	4	4	4	4	4	5	4	4	82
S12	4	4	5	4	5	5	4	2	4	5	5	4	5	4	4	4	4	5	5	4	86
S13	4	5	4	5	5	4	4	4	5	5	4	4	5	5	1	4	4	4	4	5	85
S14	4	5	5	4	4	5	4	4	4	5	4	5	5	4	3	4	4	4	4	5	86
S15	5	5	5	5	4	4	5	4	4	4	4	4	4	4	3	4	4	3	5	4	84
S16	3	4	4	4	4	4	4	3	5	5	5	4	5	4	4	4	4	4	4	4	82
S17	5	5	5	5	4	5	4	2	4	4	4	5	5	4	4	4	5	5	5	5	89
S18	5	4	4	4	5	4	4	4	4	3	4	4	4	5	4	4	4	4	4	4	82
S19	5	5	4	4	4	4	5	3	5	3	5	4	4	4	4	4	4	4	4	4	83
S20	5	3	4	5	5	4	4	3	4	3	4	5	5	4	4	5	4	5	4	5	85
TOTAL DE LA VARIANZA DE CADA ITEM	5.81	0.3	0.4	0.2	0.2	0	0.2	0.2	0.8	0.23	0.7	0	0	0.24	0.1875	0.5	0	0	0	0.1	0.2	5.54 VARIANZA TOTAL

$$\left(\frac{k}{k-1}\right)\left(1-\frac{\sum s^2{}_i}{s^2{}_T}\right)$$

K-1	19
DIVISION DE VARIANZAS	0.95353
1- LA DIVISION DE VARIANZ	0.04647

TOTAL ALFA DE CROMBACH	0.883

DATOS GENERALES	FRECUENCIA	PORCENTAJE (%)
SEXO		
Masculino	11	24%
Femenino	35	76%
ESTADO CIVIL		
Soltero	20	43%
Casado	22	48%
Otros	4	9%
SERVICIO DE MEDICINA		
6TO A	12	26%
6TO B	11	24%
7TO A	12	26%
7TO B	11	24%

Resultado:

En la tabla mostrada existe un predominio en el sexo femenino con una 76% del profesional de enfermería que labora en los servicios de Medicina, mientras que un 24% comprende al sexo masculino.

MATRIZ DE CONSISTENCIA

PROBLEMA U OBJETO DE ESTUDIO	OBJETIVOS	DISEÑO TEÓRICO	SUPUESTOS	METODOLOGÍA
PROBLEMA: ¿Cómo es el Cuidado Humanizado que brinda el profesional de Enfermería según la Teoría de Jean Watson, Servicio de Medicina del Hospital Daniel Alcides Carrión. Lima- Callao, 2016?	OBJETIVO GENERAL: Determinar el Cuidado Humanizado que brinda el profesional de Enfermería según la Teoría de Jean Watson, Servicio de Medicina del Hospital Daniel Alcides Carrión. Lima- Callao, 2016. OBJETIVOS ESPECÍFICOS Describir el cuidado humanizado que brinda el profesional de enfermería según la	BASE TEORICA: Teoría disciplinaria: Cuidado Humanizado de Jean Watson. MARCO TEÓRICO: Cuidado es ante todo acto de vida, significa movilizar las capacidades del ser humano en su cotidianidad, en el proceso de vida-muerte, en estado de salud o enfermedad, teniendo en cuenta sus costumbres, con el objeto de lograr el desarrollo de su	*El cuidado sólo puede ser demostrado y practicado efectivamente en una relación interpersonal.* 2: Sin una relación interpersonal enfermera-paciente es imposible brindar un cuidado holístico, teniendo la necesidad de ser percibido por parte de cada paciente. 3: *El cuidado está condicionado a factores de cuidado, destinados a satisfacer necesidades humanas.* 4: *El cuidado efectivo promueve la salud y*	**TIPO DE INVESTIGACIÓN:** Transversal. **DISEÑO DE LA INVESTIGACIÓN.** Diseño No experimental: Estudio descriptivo. **POBLACIÓN:** Todos los Licenciados de Enfermería que laboran en los Servicios de Medicina del 7to A (Medicina mujer), 7to B (Medicina hombre), 6to A (Medicina Neumología) y 6to B

dimensión satisfacer las necesidades del otro, habilidades técnicas de la enfermera, relación enfermera, autocuidado de la enfermera, aspectos espirituales del cuidado enfermero, aspectos éticos del cuidado.	capacidad de vivir o de compensar y suplir la alteración de sus funciones bio-sociales. Implica acercarse al otro con una actitud ética de apertura, de sensibilidad y de responsabilidad ante las experiencias propias y de los otros y así orientar la aplicación de sus conocimientos y habilidades. COMPONENTES DEL CUIDADO. VISIÓN HUMANISTA DEL CUIDADO DE ENFERMERÍA.	*crecimiento personal y familiar. 5: Un ambiente de cuidado es aquel que promueve el desarrollo del potencial que permite al individuo elegir la mejor opción, en un momento preciso.6: La ciencia del cuidado es complementaria de la ciencia curativa. El cuidado no es sólo curar o medicar, es integrar el conocimiento biomédico o biofísico con el comportamiento humano para generar, promover, o recuperar la salud. 7: La práctica del cuidado es central en la enfermería.*	(Medicina Especializada) en el Hospital Daniel Alcides-Carrión del distrito "Callao", los cuales llegan a 46. **MUESTRA:** El tamaño de la muestra será de 46 Licenciados de Enfermería, valor numérico manejable por la investigadora.

4.3. CRONOGRAMA DE EJECUCIÓN

ACTIVIDADES	Sem 1	Sem 2	Sem 3	Sem 4	Sem 5	Sem 6	Sem 7	Sem 8	Sem 9	Sem 10	Sem 11	Sem 12	Sem 13	Sem 14	Sem 15	Sem 16
1. Reunión de Coordinación.	■							■					■			
2. Presentación del Esquema de proyecto de investigación.	■															
3. Validez y confiabilidad del Instrumento de recolección de datos.		■														
4. Recolección de datos.			■	■	■											
5. Procesamiento y tratamiento estadístico de sus datos.						■	■									
6. **JORNADA DE INVESTIGACIÓN N°1** Presentación de avance.							■									
Descripción de resultados.								■								
7. Discusión de los resultados y redacción de tesis.									■							
8. Conclusiones y recomendaciones.										■						
9. Entrega preliminar de la tesis para su revisión.											■					

Actividad	1	2	3	4	5	6	7	8	9	10	11	12	13	14	15	16
10. Presenta la tesis completa con las observaciones levantadas.												■				
11. Revisión y observación del informe de tesis por los jurados.													■			
12. **JORNADA DE INVESTIGACIÓN N° 2** Sustentación del informe de tesis.														■	■	■

Índice

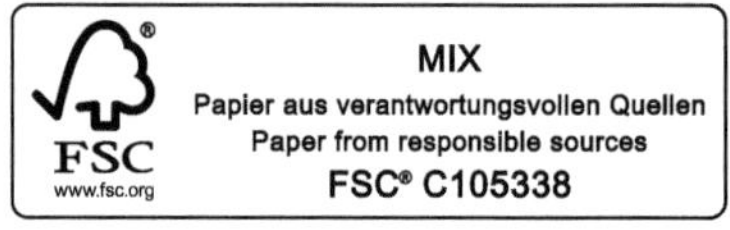

Printed by Books on Demand GmbH, Norderstedt / Germany